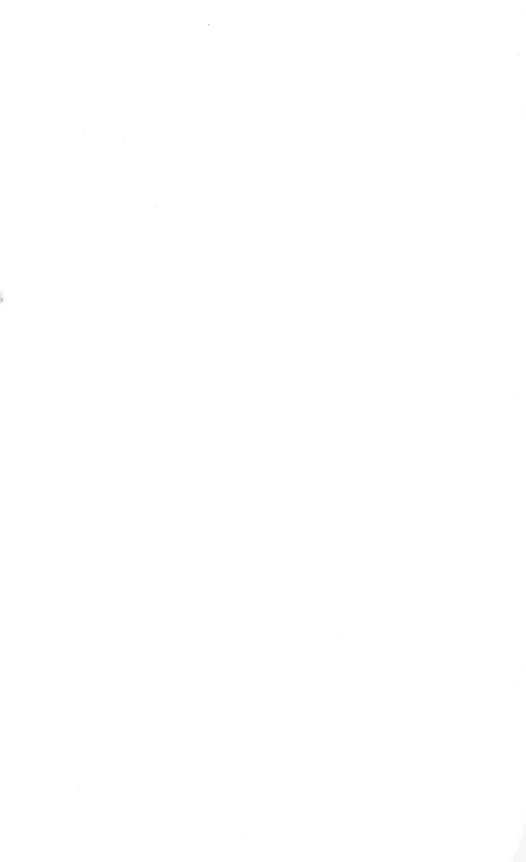

LE MIGLIORI ZUPPE VEGANE 2021

RICETTE GUSTOSE E PRELIBATE

ENRICO SFORZA

Sommario

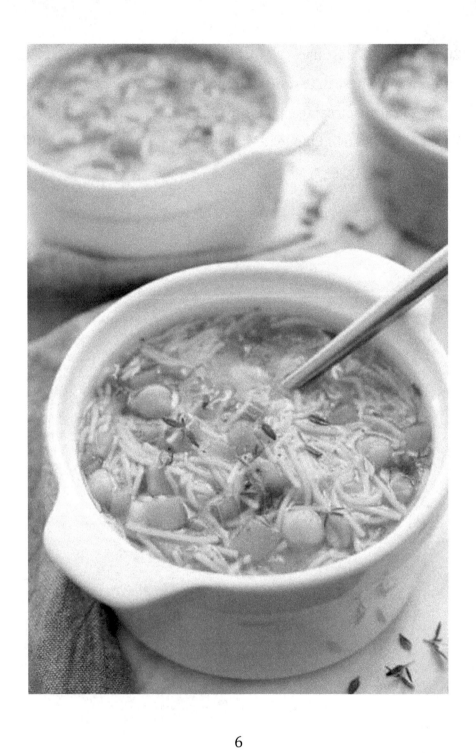

Zuppa Di Cipolle Rosse Ungheresi

3 cucchiai di burro/margarina vegana

1 cipolla rossa grande, tritata

1 carota piccola, pelata e affettata sottilmente

1 patata, affettata sottilmente

1/2 cucchiaino di paprika ungherese

1 tazza di brodo vegetale

1 tazza di latte di mandorle

2 cucchiai. aceto di vino bianco

Scaldare il burro vegano fuso a fuoco medio-alto.

Soffriggere le cipolle finché sono tenere per circa 5 minuti.

Aggiungi carote, patate e paprika e cuoci per altri 5 minuti o finché le carote non diventano tenere.

Aggiungere il brodo vegetale e il latte di mandorle.

Far bollire e ridurre a fuoco lento e cuocere per 15 minuti in più.

Zuppa Rossa Francese Semplice

3 cucchiai di olio extra vergine di oliva

1 cipolla rossa piccola, tritata

1 carota piccola, pelata e affettata sottilmente

1 costa di sedano, affettata sottilmente

1/2 cucchiaino di dragoncello essiccato

2 tazze di brodo vegetale

2 cucchiai. aceto di vino bianco

Scaldare l'olio a fuoco medio-alto.

Soffriggere le cipolle finché sono tenere per circa 5 minuti.

Aggiungere le carote, il sedano e il dragoncello e cuocere per altri 5 minuti, o finché le carote non diventano tenere.

Aggiungere brodo vegetale e aceto di vino.

Far bollire e ridurre a fuoco lento e cuocere per 15 minuti in più.

Zuppa di cipolle vegana spagnola con chorizo

3 cucchiai di olio extra vergine di oliva

1 cipolla rossa piccola, tritata

1 carota piccola, pelata e affettata sottilmente

1 chorizo vegano, tritato grossolanamente (marca Soyrizo)

1 cucchiaio. paprica spagnola essiccata

1 cucchiaino. timo

2 tazze di brodo vegetale

2 cucchiai. aceto di vino bianco

Prezzemolo per guarnire

Scaldare l'olio a fuoco medio-alto.

Soffriggere le cipolle finché sono tenere per circa 5 minuti.

Aggiungi le carote, il chorizo vegano e il dragoncello e cuoci per altri 5 minuti o finché le carote non diventano tenere.

Aggiungere il brodo vegetale, la paprika, il timo e l'aceto di vino.

Far bollire e ridurre a fuoco lento e cuocere per 15 minuti in più.

Guarnire con prezzemolo

Zuppa di fagioli marinati con pomodori secchi

ingredienti

1 libbra di fagioli marini secchi, ordinati e sciacquati

1 1/2 litro di brodo vegetale

½ litro d'acqua

1 cipolla media, a dadini

6 spicchi d'aglio, sbucciati e schiacciati

2 cucchiaini di sale marino

1/4 cucchiaino di pepe

2 patate medie, a dadini

1 libbra di carote congelate e affettate

1 tazza di pomodori secchi tritati*

1-2 cucchiaini di aneto essiccato

3-4 cucchiai di prezzemolo fresco tritato

Aggiungere i fagioli, il brodo vegetale e l'acqua, la cipolla, l'aglio, il sale e il pepe in una pentola e cuocere a fuoco medio-basso.

Cuocere per 3-4 ore.

Quando i fagioli si saranno ammorbiditi, aggiungete la patata e fate sobbollire finché le patate non diventano tenere.

Aggiungere le carote, i pomodori e l'aneto e cuocere fino a quando non saranno ben caldi.

Aggiungere il prezzemolo.

Condire con più sale e pepe.

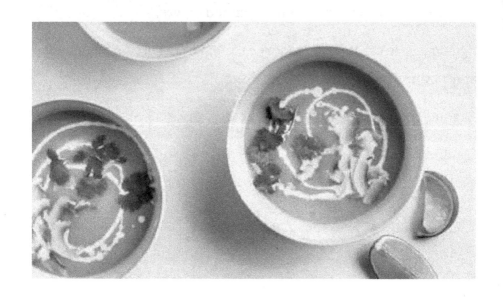

Zuppa vegana di chorizo e patate

ingredienti

1 libbra di ceci, ordinati e sciacquati

1 1/2 litro di brodo vegetale

½ litro d'acqua

1 cipolla media, a dadini

6 spicchi d'aglio, sbucciati e schiacciati

1 chorizo vegano (marca: Soyrizo), tritato grossolanamente

2 cucchiaini di sale marino

1/4 cucchiaino di pepe

2 patate medie, a dadini

1 libbra di carote congelate e affettate

1 tazza di pomodori secchi tritati*

1 cucchiaino di zafferano

2 cucchiaini. Paprika spagnola

3-4 cucchiai di prezzemolo fresco tritato

Aggiungere i fagioli, il brodo vegetale e l'acqua, la cipolla, l'aglio, il sale e il pepe in una pentola e cuocere a fuoco medio-basso.

Cuocere per 3-4 ore.

Quando i fagioli si saranno ammorbiditi, aggiungete la patata e fate sobbollire finché le patate non diventano tenere.

Aggiungere le carote, i pomodori, il chorizo vegano, la paprika e lo zafferano e cuocere fino a quando non saranno ben caldi.

Aggiungere il prezzemolo.

Condire con più sale e pepe.

Zuppa asiatica di spinaci e fagioli mung

ingredienti

Fagioli mung da 3/4 libbre, ordinati e sciacquati

1 1/2 litro di brodo vegetale

½ litro di latte di cocco

½ litro d'acqua

1 cipolla media, a dadini

6 spicchi d'aglio, sbucciati e schiacciati

2 cucchiaini di sale marino

1/4 cucchiaino di pepe

1 mazzetto di spinaci, a dadini

1 libbra di carote congelate e affettate

1-2 cucchiaini di zenzero tritato

3-4 cucchiai di prezzemolo fresco tritato

Aggiungere i fagioli, il brodo vegetale, il latte di cocco e l'acqua, la cipolla, l'aglio, il sale e il pepe in una pentola e cuocere a fuoco medio-basso.

Cuocere per 3-4 ore.

Quando i fagioli si saranno ammorbiditi, aggiungete gli spinaci e fate sobbollire finché le patate non diventano tenere.

Aggiungere le carote, i pomodori e lo zenzero e cuocere fino a quando non saranno ben caldi.

Aggiungere il prezzemolo.

Condire con più sale e pepe.

Zuppa di patate e fagioli bianchi

ingredienti

1 libbra di fagioli secchi bianchi secchi, selezionati e sciacquati

1 1/2 litro di brodo vegetale

½ litro d'acqua

1 cipolla media, a dadini

6 spicchi d'aglio, sbucciati e schiacciati

2 cucchiaini di sale marino

1/4 cucchiaino di pepe

2 patate medie, a dadini

1 libbra di carote congelate e affettate

1-2 cucchiaini di aceto balsamico

3-4 cucchiai di prezzemolo fresco tritato

Aggiungere i fagioli, il brodo vegetale e l'acqua, la cipolla, l'aglio, il sale e il pepe in una pentola e cuocere a fuoco medio-basso.

Cuocere per 3-4 ore.

Quando i fagioli si saranno ammorbiditi, aggiungete la patata e fate sobbollire finché le patate non diventano tenere.

Aggiungere le carote, i pomodori e l'aceto balsamico e cuocere fino a completa cottura.

Aggiungere il prezzemolo.

Condire con più sale e pepe.

Zuppa di Fagioli Bianchi e Pomodori Secchi

ingredienti

1 libbra di fagioli bianchi secchi, ordinati e sciacquati

1 1/2 litro di brodo vegetale

½ litro d'acqua

1 cipolla media, a dadini

6 spicchi d'aglio, sbucciati e schiacciati

2 cucchiaini di sale marino

1/4 cucchiaino di pepe

2 patate medie, a dadini

1 libbra di carote congelate e affettate

1 tazza di pomodori secchi tritati*

1-2 cucchiaini di sommacco macinato

1 cucchiaino. timo

1 cucchiaino. menta

Aggiungere i fagioli, il brodo vegetale e l'acqua, la cipolla, l'aglio, il sale e il pepe in una pentola e cuocere a fuoco medio-basso.

Cuocere per 3-4 ore.

Quando i fagioli si saranno ammorbiditi, aggiungete la patata e fate sobbollire finché le patate non diventano tenere.

Aggiungere le carote, i pomodori, il timo e la menta e cuocere fino a quando non saranno ben caldi.

Condire con più sale e pepe.

Zuppa Di Fagioli E Patate All'italiana

ingredienti

1 libbra di fagioli borlotti, ordinati e sciacquati

1 1/2 litro di brodo vegetale

½ litro d'acqua

1 cipolla rossa media, a dadini

8 spicchi d'aglio, sbucciati e schiacciati

2 cucchiaini di sale marino

1/4 cucchiaino di pepe

2 patate medie, a dadini

1 libbra di carote congelate e affettate

1 tazza di pesto rosso

1-2 cucchiaini di condimento italiano essiccato

3-4 cucchiai di prezzemolo fresco tritato

Aggiungere i fagioli, il brodo vegetale e l'acqua, la cipolla, l'aglio, il sale e il pepe in una pentola e cuocere a fuoco medio-basso.

Cuocere per 3-4 ore.

Quando i fagioli si saranno ammorbiditi, aggiungete la patata e fate sobbollire finché le patate non diventano tenere.

Aggiungi le carote, il pesto rosso e il condimento italiano e cuoci finché non si scaldano.

Aggiungere il prezzemolo.

Condire con più sale e pepe.

Zuppa Di Fagioli Marinati Jalapeno Piccante

ingredienti

1 libbra di fagioli marini secchi, ordinati e sciacquati

1 1/2 litro di brodo vegetale

½ litro d'acqua

1 cipolla media, a dadini

6 spicchi d'aglio, sbucciati e schiacciati

2 cucchiaini di sale marino

1/2 cucchiaino di cumino

2 peperoncini ancho, a dadini

1 libbra di carote congelate e affettate

1 tazza di pomodori secchi tritati*

1-2 cucchiaini. pepe di cayenna essiccato

1-2 cucchiaini. peperoncino jalapeno, tritato

3-4 cucchiai di prezzemolo fresco tritato

Aggiungere i fagioli, il brodo vegetale e l'acqua, la cipolla, l'aglio, il sale e il cumino in una pentola e cuocere a fuoco medio-basso.

Cuocere per 3-4 ore.

Quando i fagioli si saranno ammorbiditi, aggiungete i peperoncini ancho e fate sobbollire fino a quando le patate diventano tenere.

Aggiungere le carote, i pomodori e l'aneto e cuocere fino a quando non saranno ben caldi.

Aggiungere il pepe di Cayenna e i peperoni jalapeno.

Condire con più sale e pepe.

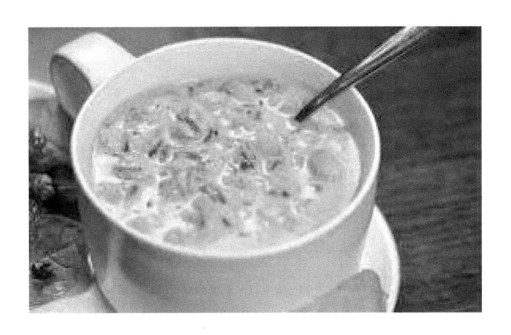

Zuppa Di Ceci E Pomodori Secchi

ingredienti

1 libbra di ceci, ordinati e sciacquati

1 1/2 litro di brodo vegetale

½ litro d'acqua

1 cipolla media, a dadini

9 spicchi d'aglio, sbucciati e schiacciati

2 cucchiaini di sale marino

1/4 cucchiaino di pepe

2 patate medie, a dadini

1 libbra di carote congelate e affettate

1 tazza di pomodori secchi tritati*

1-2 cucchiaini di succo di lime

3-4 cucchiai di prezzemolo fresco tritato

Aggiungere i fagioli, il brodo vegetale e l'acqua, la cipolla, l'aglio, il sale e il pepe in una pentola e cuocere a fuoco medio-basso.

Cuocere per 3-4 ore.

Quando i fagioli si saranno ammorbiditi, aggiungete la patata e fate sobbollire finché le patate non diventano tenere.

Aggiungere le carote, i pomodori e il succo di lime e cuocere fino a quando non saranno ben caldi.

Aggiungere il prezzemolo.

Condire con più sale e pepe.

Zuppa Di Zucca Mele E Carote

INGREDIENTI

1 zucca butternut media (1 libbra di zucca butternut sbucciata e tagliata a cubetti)

1 cipolla rossa media, a dadini

1/2 libbra di carote, pelate e tagliate a pezzi

1 mela Fuji, sbucciata e affettata

3 tazze di brodo vegetale

1 tazza di brodo vegetale

1 cucchiaino. cumino in polvere

1 cucchiaino di sale

1 cucchiaino. coriandolo macinato

1/4 di cucchiaino di salvia macinata essiccata

Sale e pepe a piacere

ISTRUZIONI

Unire la zucca, la cipolla rossa, le carote, la mela, il brodo, il brodo e l'alloro nella pentola a cottura lenta.

Cuocere per circa 6 ore a fuoco basso o finché le verdure non saranno morbide.

Prendi la foglia di alloro e scartala.

Trasferire gli ingredienti della pentola a cottura lenta in un frullatore

Frullare fino a che liscio.

Versare nuovamente nella pentola a cottura lenta e condire con sale, pepe, coriandolo e cumino

Assaggiate e condite con altro sale e pepe a piacere.

Zuppa di zucca e pastinaca

INGREDIENTI

1 zucca butternut media (1 libbra di zucca butternut sbucciata e tagliata a cubetti)

1 cipolla rossa media, a dadini

1/2 libbra di carote, pelate e tagliate a pezzi

1 pastinaca, sbucciata e affettata

2 tazze di brodo vegetale

1 cucchiaino di sale

1 cucchiaino di pepe

2 (13,5 once) lattine di latte di mandorle

Sale e pepe a piacere

ISTRUZIONI

Unire la zucca, la cipolla rossa, le pastinache, le carote e il brodo nella pentola a cottura lenta.

Cuocere per circa 6 ore a fuoco basso o finché le verdure non saranno morbide.

Trasferire gli ingredienti della pentola a cottura lenta in un frullatore

Frullare fino a che liscio.

Rimettere nella pentola a cottura lenta e condire con sale, pepe e salvia

Aggiungere il latte di mandorle. Agitare.

Assaggiate e condite con altro sale e pepe a piacere.

Zuppa Cinese Di Zucca

INGREDIENTI

1 zucca butternut media (1 libbra di zucca butternut sbucciata e tagliata a cubetti)

1 cipolla rossa media, a dadini

1/2 libbra di carote, pelate e tagliate a pezzi

3 spicchi d'aglio, tritati

3 tazze di brodo vegetale

4 cucchiaini. Cinque spezie cinesi in polvere

1 cucchiaino di sale

1 cucchiaino di pepe

1/4 cucchiaino di zenzero grattugiato

1 (13,5 once) lattina di latte di cocco

3 cucchiai. olio di semi di sesamo

Sale e pepe a piacere

ISTRUZIONI

Unire la zucca, la cipolla rossa, le carote, l'aglio, il brodo, l'olio di semi di sesamo e l'alloro nella pentola a cottura lenta.

Cuocere per circa 6 ore a fuoco basso o finché le verdure non saranno morbide.

Prendi la foglia di alloro e scartala.

Trasferire gli ingredienti della pentola a cottura lenta in un frullatore

Frullare fino a che liscio.

Rimettere nella pentola a cottura lenta e condire con sale, pepe e salvia

Aggiungi il latte di cocco. Agitare.

Assaggiate e condite con altro sale e pepe a piacere.

Zuppa di mele e zucca

INGREDIENTI

1 zucca butternut media (1 libbra di zucca butternut sbucciata e tagliata a cubetti)

1 cipolla rossa media, a dadini

1/2 libbra di carote, pelate e tagliate a pezzi

1 mela Fuji, sbucciata e affettata

3 tazze di brodo vegetale

1 foglia di alloro

1 cucchiaino di sale

1 cucchiaino di pepe

1/4 di cucchiaino di salvia macinata essiccata

1 (13,5 once) può latte di mandorle

Sale e pepe a piacere

ISTRUZIONI

Unire la zucca, la cipolla rossa, le carote, la mela, il brodo e l'alloro nella pentola a cottura lenta.

Cuocere per circa 6 ore a fuoco basso o finché le verdure non saranno morbide.

Prendi la foglia di alloro e scartala.

Trasferire gli ingredienti della pentola a cottura lenta in un frullatore

Frullare fino a che liscio.

Rimettere nella pentola a cottura lenta e condire con sale, pepe e salvia

Aggiungere il latte di mandorle. Agitare.

Assaggiate e condite con altro sale e pepe a piacere.

Zuppa asiatica di zucca e pepe di Caienna

INGREDIENTI

1 zucca butternut media (1 libbra di zucca butternut sbucciata e tagliata a cubetti)

1 cipolla rossa media, a dadini

1/2 libbra di carote, pelate e tagliate a pezzi

3 spicchi d'aglio, tritati

3 tazze di brodo vegetale

1 cucchiaino di sale

1 cucchiaino di pepe di Cayenna

1/4 tazza di burro di arachidi

1 (13,5 once) lattina di latte di cocco

Sale e pepe a piacere

ISTRUZIONI

Unire la zucca, la cipolla rossa, le carote, il burro di arachidi, l'aglio, il brodo e l'alloro nella pentola a cottura lenta.

Cuocere per circa 6 ore a fuoco basso o finché le verdure non saranno morbide.

Prendi la foglia di alloro e scartala.

Trasferire gli ingredienti della pentola a cottura lenta in un frullatore

Frullare fino a che liscio.

Rimettere nella pentola a cottura lenta e condire con sale, pepe e salvia

Aggiungi il latte di cocco. Agitare.

Assaggiate e condite con altro sale e pepe di Cayenna a piacere.

Zuppa Di Funghi E Cipolle Rosse

INGREDIENTI

1 zucca butternut media (1 libbra di zucca butternut sbucciata e tagliata a cubetti)

1 cipolla rossa media, a dadini

1/2 libbra di carote, pelate e tagliate a pezzi

1 lattina (14 oz.) di funghi, affettati

3 tazze di brodo vegetale

1 foglia di alloro

1 cucchiaino di sale

1 cucchiaino di pepe

2 rametti di rosmarino

Sale e pepe a piacere

ISTRUZIONI

Unire la zucca, la cipolla rossa, le carote, i funghi, il brodo e il rosmarino in una pentola a cottura lenta.

Cuocere per circa 6 ore a fuoco basso o finché le verdure non saranno morbide.

Prendi la foglia di alloro e scartala.

Trasferire gli ingredienti della pentola a cottura lenta in un frullatore

Frullare fino a che liscio.

Rimettere nella pentola a cottura lenta e condire con sale e pepe

Assaggiate e condite con altro sale e pepe a piacere.

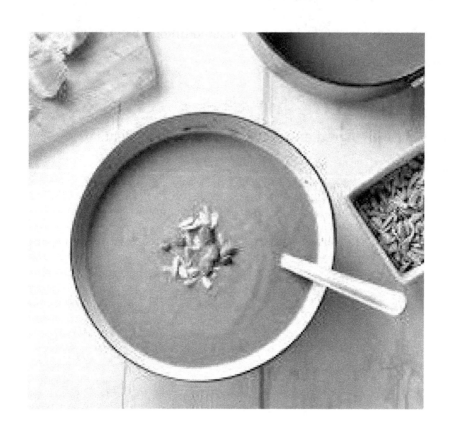

Zuppa francese di zucca e mele

INGREDIENTI

1 zucca butternut media (1 libbra di zucca butternut sbucciata e tagliata a cubetti)

1 cipolla rossa media, a dadini

1/2 libbra di carote, pelate e tagliate a pezzi

1 mela Fuji, sbucciata e affettata

3 tazze di brodo vegetale

1 dragoncello fresco

1 cucchiaino di sale

1 cucchiaino di pepe

1/4 cucchiaino di erbe di Provenza

Sale e pepe a piacere

ISTRUZIONI

Unire la zucca, la cipolla rossa, le carote, la mela, il brodo e il dragoncello fresco nella pentola a cottura lenta.

Cuocere per circa 6 ore a fuoco basso o finché le verdure non saranno morbide.

Prendi il dragoncello e scartalo.

Trasferire gli ingredienti della pentola a cottura lenta in un frullatore

Frullare fino a che liscio.

Rimettere nella pentola a cottura lenta e condire con sale, pepe ed erbe di Provenza

Assaggiate e condite con altro sale e pepe a piacere.

Zuppa affumicata di carote e cipolle

INGREDIENTI

1 zucca butternut media (1 libbra di zucca butternut sbucciata e tagliata a cubetti)

1 cipolla rossa media, a dadini

1/2 libbra di carote, pelate e tagliate a pezzi

3 tazze di brodo vegetale

1 cucchiaino di sale

1 cucchiaino di pepe

1/4 cucchiaino di cumino

½ (6.5 oz) lattina di pomodori

Sale e pepe a piacere

ISTRUZIONI

Unire la zucca, la cipolla rossa, le carote e il brodo nella pentola a cottura lenta.

Cuocere per circa 6 ore a fuoco basso o finché le verdure non saranno morbide.

Trasferire gli ingredienti della pentola a cottura lenta in un frullatore

Frullare fino a che liscio.

Rimettere nella pentola a cottura lenta e condire con sale, pepe e cumino

Aggiungere i pomodori. Agitare.

Assaggiate e condite con altro sale e pepe a piacere.

Zuppa Messicana di Fagioli Neri e Pepe

Ingredienti:

1 cucchiaino di olio extra vergine di oliva

1/2 tazza di cipolle rosse tritate

4 spicchi d'aglio, tritati

2 tazze di brodo vegetale

1 tazza di salsa

1 lattina da 14 once di fagioli neri

1 peperone verde, tritato

1/2 cucchiaino di sale marino

1 avocado, tritato

1/2 tazza di coriandolo sfuso

Opzionale:

1/2 tazza di tortillas di mais sbriciolate

Tritare cipolle e aglio.

Tritare il peperone rosso.

Cuocere e Servire:

Scaldare l'olio d'oliva a fuoco medio.

Aggiungere le cipolle rosse e l'aglio nella padella e mescolare finché non si ammorbidiscono, da 3 a 5 minuti.

Versare il brodo, la salsa, i peperoni, i fagioli neri e il sale.

Far bollire a fuoco alto.

Ridurre il fuoco al minimo e cuocere a fuoco lento per circa 5 minuti.

Guarnire con metà dell'avocado, coriandolo e tortilla chips.

Zuppa tailandese di fagioli neri al curry

Ingredienti:

1 cucchiaino di olio d'oliva

1/2 tazza di cipolle rosse tritate

4 spicchi d'aglio, tritati

2 tazze di brodo vegetale

1 cucchiaino. Curry in polvere

1 lattina da 14 once di fagioli neri

1/2 cucchiaino di sale marino

1 tazza di latte di cocco

1/2 tazza di coriandolo sfuso

Scaldare l'olio d'oliva a fuoco medio.

Aggiungere le cipolle rosse e l'aglio nella padella e mescolare finché non si ammorbidiscono, da 3 a 5 minuti.

Versare il brodo, il curry in polvere, i peperoni, i fagioli neri, il latte di cocco al coriandolo e il sale.

Far bollire a fuoco alto.

Ridurre il fuoco al minimo e cuocere a fuoco lento per circa 5 minuti.

Zuppa di sesamo e fagioli neri

Ingredienti:

1 cucchiaino di olio di sesamo

1/2 tazza di cipolle rosse tritate

4 spicchi d'aglio, tritati

2 tazze di brodo vegetale

1 lattina da 14 once di fagioli neri

1/2 cucchiaino di sale marino

Scaldare l'olio di sesamo a fuoco medio.

Aggiungere le cipolle rosse e l'aglio nella padella e mescolare finché non si ammorbidiscono, da 3 a 5 minuti.

Versare il brodo, i fagioli neri e il sale.

Far bollire a fuoco alto.

Ridurre il fuoco al minimo e cuocere a fuoco lento per circa 5 minuti.

Zuppa di Jalapeno di Fagioli Neri

Ingredienti:

1 cucchiaino di olio extra vergine di oliva

1/2 tazza di cipolle gialle tritate

4 spicchi d'aglio, tritati

2 tazze di brodo vegetale

1 tazza di salsa

1 lattina da 14 once di fagioli neri

¼ tazza di peperoni jalapeno, tritati

1/2 cucchiaino di sale marino

1 tazza di mais

1 cucchiaino. peperoncino in polvere

Scaldare l'olio d'oliva a fuoco medio.

Aggiungere le cipolle gialle e l'aglio nella padella e mescolare finché non si ammorbidiscono, da 3 a 5 minuti.

Versare il brodo, la salsa, i peperoni jalapeno, i fagioli neri e il sale.

Far bollire a fuoco alto.

Ridurre il fuoco al minimo e cuocere a fuoco lento per circa 5 minuti.

Completare con la polvere di mais e peperoncino.

Zuppa di Tortilla Jalapeno

Ingredienti:

1 cucchiaino di olio extra vergine di oliva

1/2 tazza di cipolle rosse tritate

4 spicchi d'aglio, tritati

2 tazze di brodo vegetale

1 tazza di brodo vegetale

1 lattina da 14 once di fagioli neri

1 peperoncino jalapeno, tritato

1/2 cucchiaino di sale marino

1 cucchiaio. aceto di mele

Opzionale:

1/2 tazza di tortillas di mais sbriciolate

Tritare cipolle e aglio.

Tritare il peperone rosso.

Cuocere e Servire:

Scaldare l'olio d'oliva a fuoco medio.

Aggiungere le cipolle rosse e l'aglio nella padella e mescolare finché non si ammorbidiscono, da 3 a 5 minuti.

Versare il brodo, il brodo, la salsa, i peperoni jalapeno, i fagioli neri, l'aceto di mele e il sale.

Far bollire a fuoco alto.

Ridurre il fuoco al minimo e cuocere a fuoco lento per circa 5 minuti.

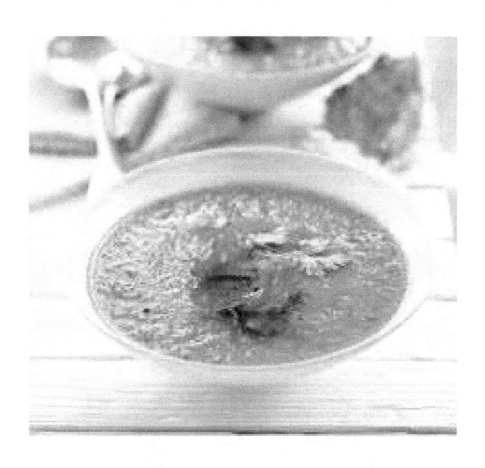

Zuppa Tortilla Vegana

Ingredienti:

1 cucchiaino di olio extra vergine di oliva

1/2 tazza di cipolle rosse tritate

4 spicchi d'aglio, tritati

2 tazze di brodo vegetale

1 tazza di salsa

1 cucchiaino. Salsa piccante alla Louisiana

1 lattina da 14 once di fagioli neri

1 jalapeño, tritato

1/2 cucchiaino di sale marino

1 avocado, tritato

1 cucchiaino. cumino

½ cucchiaino, coriandolo

Opzionale:

1/2 tazza di tortillas di mais sbriciolate

Tritare cipolle e aglio.

Tritare il peperone rosso.

Scaldare l'olio d'oliva a fuoco medio.

Aggiungere le cipolle rosse e l'aglio nella padella e mescolare finché non si ammorbidiscono, da 3 a 5 minuti.

Versare il brodo, la salsa, la salsa piccante, i peperoni jalapeno, i fagioli neri, il cumino, il coriandolo e il sale.

Far bollire a fuoco alto.

Ridurre il fuoco al minimo e cuocere a fuoco lento per circa 5 minuti.

Guarnire con metà dell'avocado, coriandolo e tortilla chips.

Zuppa di tortilla affumicata

Ingredienti:

1 cucchiaino di olio extra vergine di oliva

1/2 tazza di cipolle rosse tritate

4 spicchi d'aglio, tritati

2 tazze di brodo vegetale

1 tazza di chorizo vegano tritato grossolanamente

1 lattina da 14 once di fagioli neri

1 peperone verde, tritato

1/2 cucchiaino di sale marino

1 cucchiaino. cumino

1 cucchiaino. paprica

1/2 tazza di coriandolo sfuso

Opzionale:

1/2 tazza di tortillas di mais sbriciolate

Tritare cipolle e aglio.

Tritare il peperone rosso.

Scaldare l'olio d'oliva a fuoco medio.

Aggiungere le cipolle rosse e l'aglio nella padella e mescolare finché non si ammorbidiscono, da 3 a 5 minuti.

Versare il brodo, il chorizo, i peperoni, il cumino, i fagioli neri, la paprika e il sale.

Far bollire a fuoco alto.

Ridurre il fuoco al minimo e cuocere a fuoco lento per circa 5 minuti.

Zuppa Di Fagioli Neri Affumicata Messicana

Ingredienti:

1 cucchiaino di olio extra vergine di oliva

1/2 tazza di cipolle rosse tritate

4 spicchi d'aglio, tritati

2 tazze di brodo vegetale

1 cucchiaino. cumino

1 lattina da 14 once di fagioli neri

1 peperone verde, tritato

1/2 cucchiaino di sale marino

1 cucchiaio. succo di lime

1/2 tazza di coriandolo sfuso

1 tazza di chorizo vegano, tritato grossolanamente

Scaldare l'olio d'oliva a fuoco medio.

Aggiungere le cipolle rosse e l'aglio nella padella e mescolare finché non si ammorbidiscono, da 3 a 5 minuti.

Versare il brodo, la salsa, il cumino, il chorizo vegano, i peperoni, i fagioli neri, il succo di lime e il sale.

Far bollire a fuoco alto.

Ridurre il fuoco al minimo e cuocere a fuoco lento per circa 5 minuti.

Zuppa di patate e aglio

ingredienti

1 cucchiaio di olio extravergine di oliva

3 cucchiaini di aglio schiacciato

1 cucchiaio di coriandolo fresco tritato

1 cucchiaino di pasta di peperoncino

 1 cipolla rossa, tritata

3 carote grandi, pelate e affettate

1 patata grande, sbucciata e tritata

5 tazze di brodo vegetale

Scaldare l'olio in una pentola a fuoco medio.

Cuocere l'aglio, il coriandolo e la pasta di peperoncino.

Cuocere le cipolle finché sono tenere.

Aggiungere le carote e la patata.

Cuocere per 5 minuti e versare il brodo vegetale.

Cuocere a fuoco lento per 40 minuti, o fino a quando patate e carote diventano morbide.

Frullare fino a che liscio.

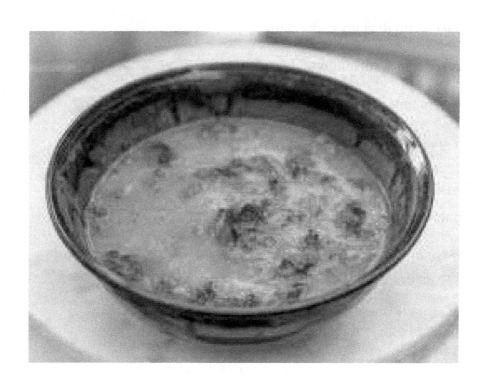

Zuppa di spinaci e patate

ingredienti

1 cucchiaio di olio di sesamo

3 cucchiaini di aglio schiacciato

1 cucchiaio di coriandolo fresco tritato

2 cucchiaini di salsa di peperoncino all'aglio

 1 cipolla rossa, tritata

3 carote grandi, pelate e affettate

1 mazzetto di spinaci, tritati grossolanamente

5 tazze di brodo vegetale

Scaldare l'olio in una pentola a fuoco medio.

Cuocere la salsa di aglio, coriandolo e peperoncino all'aglio.

Cuocere le cipolle finché sono tenere.

Aggiungere le carote e gli spinaci.

Cuocere per 5 minuti e versare il brodo vegetale.

Fate sobbollire per 40 minuti, o fino a quando gli spinaci e le carote non diventano morbidi.

Frullare fino a che liscio.

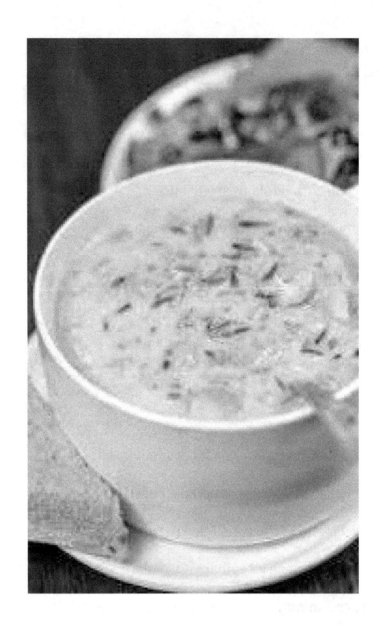

Zuppa di carote e patate jalapeno

ingredienti

1 cucchiaio di olio extravergine di oliva

3 cucchiaini di aglio schiacciato

1 cucchiaio di coriandolo fresco tritato

1 cucchiaino di jalapeño, tritato

1 cucchiaino. cumino

 1 cipolla rossa, tritata

3 carote grandi, pelate e affettate

1 patata grande, sbucciata e tritata

5 tazze di brodo vegetale

Scaldare l'olio in una pentola a fuoco medio.

Cuocere aglio, coriandolo, cumino e jalapenos.

Cuocere le cipolle finché sono tenere.

Aggiungere le carote e la patata.

Cuocere per 5 minuti e versare il brodo vegetale.

Cuocere a fuoco lento per 40 minuti, o fino a quando patate e carote diventano morbide.

Frullare fino a che liscio.

Zuppa di patate tailandese

ingredienti

1 cucchiaio di olio di semi di sesamo

3 cucchiaini di aglio schiacciato

1 cucchiaio di coriandolo fresco tritato

1 cucchiaino di peperoncino tailandese, tritato

2 cucchiai. pasta di tamarindo

1 cucchiaino. Pasta di peperoncino tailandese

1 cipolla rossa, tritata

3 carote grandi, pelate e affettate

1 patata grande, sbucciata e tritata

5 tazze di brodo vegetale

Scaldare l'olio in una pentola a fuoco medio.

Cuocere l'aglio, il coriandolo, i peperoncini tailandesi, la pasta di tamarindo e la pasta di peperoncino tailandese.

Cuocere le cipolle finché sono tenere.

Aggiungere le carote e la patata.

Cuocere per 5 minuti e versare il brodo vegetale.

Cuocere a fuoco lento per 40 minuti, o fino a quando patate e carote diventano morbide.

Frullare fino a che liscio.

Zuppa di Ancho Chili e Patate

ingredienti

1 cucchiaio di olio extravergine di oliva

3 cucchiaini di aglio schiacciato

1 cucchiaio di coriandolo fresco tritato

1 cucchiaino di succo di limone

1 cucchiaino di semi di annatto

½ cucchiaino. peperoncino di Cayenna

1 cucchiaino di peperoncino ancho, tritato finemente

1 cipolla rossa, tritata

3 carote grandi, pelate e affettate

1 patata grande, sbucciata e tritata

5 tazze di brodo vegetale

Scaldare l'olio in una pentola a fuoco medio.

Cuocere l'aglio, il coriandolo, il succo di limone, i semi di annatto, i peperoncini ancho e il pepe di Cayenna.

Cuocere le cipolle finché sono tenere.

Aggiungere le carote e la patata.

Cuocere per 5 minuti e versare il brodo vegetale.

Cuocere a fuoco lento per 40 minuti, o fino a quando patate e carote diventano morbide.

Frullare fino a che liscio.

Zuppa di patate super saporita

ingredienti

1 cucchiaio di olio extravergine di oliva

3 cucchiaini di aglio schiacciato

1 cucchiaio di coriandolo fresco tritato

2-3 gambi di citronella

1 cucchiaino. zenzero, tritato finemente

 1 cipolla rossa, tritata

3 carote grandi, pelate e affettate

1 patata grande, sbucciata e tritata

5 tazze di brodo vegetale

Scaldare l'olio in una pentola a fuoco medio.

Cuocere l'aglio, il coriandolo, la citronella e lo zenzero.

Cuocere le cipolle finché sono tenere.

Aggiungere le carote e la patata.

Cuocere per 5 minuti e versare il brodo vegetale.

Cuocere a fuoco lento per 40 minuti, o fino a quando patate e carote diventano morbide.

Frullare fino a che liscio.

Zuppa di carote ungherese

ingredienti

1 cucchiaio di olio d'oliva

5 cucchiaini di aglio schiacciato

1 cucchiaio di coriandolo fresco tritato

1 cucchiaino di paprika ungherese

1 cipolla rossa, tritata

3 carote grandi, pelate e affettate

1 patata grande, sbucciata e tritata

5 tazze di brodo vegetale

Scaldare l'olio in una pentola a fuoco medio.

Cuocere l'aglio, il coriandolo e la paprika ungherese.

Cuocere le cipolle finché sono tenere.

Aggiungere le carote e la patata.

Cuocere per 5 minuti e versare il brodo vegetale.

Cuocere a fuoco lento per 40 minuti, o fino a quando patate e carote diventano morbide.

Frullare fino a che liscio.

Zuppa piccante di carote e patate

ingredienti

1 cucchiaio di olio di semi di sesamo

7 cucchiaini di aglio schiacciato

1 cucchiaio di coriandolo fresco tritato

1 cucchiaino di polvere di cinque spezie cinesi

1 cucchiaino di pasta di peperoncino all'aglio

 1 cipolla rossa, tritata

3 carote grandi, pelate e affettate

1 patata grande, sbucciata e tritata

5 tazze di brodo vegetale

Scaldare l'olio in una pentola a fuoco medio.

Cuocere l'aglio, il coriandolo e la pasta di peperoncino.

Cuocere le cipolle finché sono tenere.

Aggiungere le carote e la patata.

Cuocere per 5 minuti e versare il brodo vegetale.

Cuocere a fuoco lento per 40 minuti, o fino a quando patate e carote diventano morbide.

Frullare fino a che liscio.

Zuppa di Poblano Peperoncino e Carote

ingredienti

Zuppa Poblano Ingredienti:

4 cucchiai di burro non caseario

1 piccola cipolla rossa, tritata grossolanamente

1 porro grande, solo la parte bianca, affettato

1 peperone verde, tritato grossolanamente

1 (o due se ti piacciono le cose piccanti) piccolo peperoncino poblano arrostito a secco, affettato

6 spicchi d'aglio, a dadini

1 patata rossa grande, a cubetti (puoi usarne due se ti piace la zuppa densa)

4 tazze di brodo vegetale

1 tazza di anacardi

1-1/4 latte di mandorle

Sale marino

Pepe nero

Guarnizione facoltativa:

Peperoncino jalapeno a fette

Mettere a bagno gli anacardi nel latte di mandorle per un'ora.

Sciogliere il burro non caseario in una padella.

Aggiungere la cipolla rossa, il porro, i peperoncini, il peperone, l'aglio e le patate.

Cuocere a fuoco basso e mescolare finché la cipolla non diventa traslucida, 6 1/2 minuti.

Aggiungere il brodo nella padella.

 Cuocere fino a quando le patate non saranno tenere per circa 25 minuti.

Toglilo dal fuoco.

Lavorare il composto in un frullatore fino a che liscio.

Rimetti la zuppa nella padella.

Nel frullatore, frullare gli anacardi con il latte di mandorle fino a che liscio

Aggiungere al composto di zuppa.

Riscaldare la zuppa a fuoco medio per qualche altro minuto.

Guarnire con fettine di jalapeño.

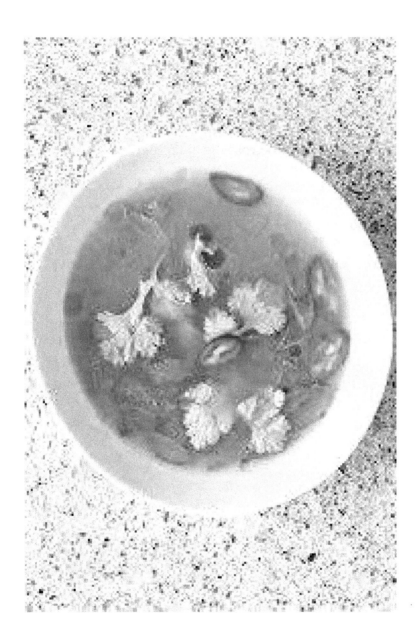

Zuppa piccante di arachidi e carote Thai

4 cucchiai di burro non caseario

1 piccola cipolla rossa, tritata grossolanamente

1 porro grande, solo la parte bianca, affettato

1 peperone verde, tritato grossolanamente

5 pz. Peperoncini tailandesi, affettati

5 foglie di basilico tailandese

2 cucchiai. pasta di tamarindo

8 spicchi d'aglio, a dadini

1 patata rossa grande, a cubetti (puoi usarne due se ti piace la zuppa densa)

4 tazze di brodo vegetale

1 tazza di arachidi

1-1/4 latte di cocco

Sale marino

Pepe nero

Guarnizione facoltativa:

Peperoncino jalapeno a fette

Mettere a bagno le arachidi nel latte di mandorle per un'ora.

Sciogliere il burro non caseario in una padella.

Aggiungere la cipolla rossa, il porro, i peperoncini, il basilico thailandese, la pasta di tamarindo, il peperone, l'aglio e la patata.

Cuocere a fuoco basso e mescolare finché la cipolla non diventa traslucida, 6 1/2 minuti.

Aggiungere il brodo nella padella.

 Cuocere fino a quando le patate non saranno tenere per circa 25 minuti.

Toglilo dal fuoco.

Lavorare il composto in un frullatore fino a che liscio.

Rimetti la zuppa nella padella.

Nel frullatore, frullare le arachidi con il latte di cocco fino a che liscio

Aggiungere al composto di zuppa.

Riscaldare la zuppa a fuoco medio per qualche altro minuto.

Guarnire con fettine di jalapeño.

Zuppa Di Patate Poblano Chili E Cipolle

4 cucchiai di burro non caseario

1 piccola cipolla rossa, tritata grossolanamente

1 porro grande, solo la parte bianca, affettato

1 peperone verde, tritato grossolanamente

1 (o due se ti piacciono le cose piccanti) piccolo peperoncino poblano arrostito a secco, affettato

6 spicchi d'aglio, a dadini

1 cucchiaio. semi di annatto

1 patata rossa grande, a cubetti (puoi usarne due se ti piace la zuppa densa)

4 tazze di brodo vegetale

½ tazza di burro di arachidi

1-1/4 latte di mandorle

Sale marino

Pepe nero

Guarnizione facoltativa:

Peperoncino jalapeno a fette

Sciogliere il burro non caseario in una padella.

Aggiungere la cipolla rossa, il porro, i peperoncini, il peperone, l'aglio e le patate.

Cuocere a fuoco basso e mescolare finché la cipolla non diventa traslucida, 6 1/2 minuti.

Aggiungere il brodo e i semi di annatto nella padella.

 Cuocere fino a quando le patate non saranno tenere per circa 25 minuti.

Toglilo dal fuoco.

Lavorare il composto in un frullatore fino a che liscio.

Rimetti la zuppa nella padella.

Nel frullatore, frullare il burro di arachidi con il latte di mandorle fino a che liscio

Aggiungere al composto di zuppa.

Riscaldare la zuppa a fuoco medio per qualche altro minuto.

Guarnire con fettine di jalapeño.

Zuppa di lenticchie e zucca al curry

ingredienti

1 cucchiaio di olio di semi di sesamo

1 cipolla rossa piccola, tritata

1 cucchiaio di radice di zenzero fresco tritata

3 spicchi d'aglio, tritati

1 pizzico di semi di fieno greco

1 tazza di lenticchie rosse secche

1 tazza di zucca butternut - sbucciata, senza semi e a cubetti

1/3 tazza di coriandolo fresco tritato finemente

 2 tazze d'acqua

1/2 (14 once) può latte di mandorle

2 cucchiai di concentrato di pomodoro

1 cucchiaino di curry rosso in polvere

1/4 di pepe di Caienna

1 pizzico di noce moscata macinata

Sale e pepe a piacere

Scaldare l'olio in una pentola a fuoco medio

Soffriggere la cipolla, l'aglio e il fieno greco finché la cipolla non diventa tenera.

Aggiungere le lenticchie, la zucca e il coriandolo nella pentola.

Aggiungere l'acqua, il latte di mandorle e il concentrato di pomodoro.

 Condire con curry in polvere, pepe di Cayenna, noce moscata, sale e pepe.

Far bollire e abbassare la fiamma al minimo

Cuocere fino a quando le lenticchie e la zucca sono tenere. Per circa 30 min.

Zuppa Di Zucca Piccante

ingredienti

1 cucchiaio di olio d'oliva

1 cipolla rossa piccola, tritata

3 spicchi d'aglio, tritati

1 cucchiaio. succo di lime

1 tazza di lenticchie rosse secche

1 tazza di zucca butternut - sbucciata, senza semi e a cubetti

1/3 tazza di coriandolo fresco tritato finemente

 2 tazze d'acqua

1/2 (14 once) può latte di mandorle

2 cucchiai di semi di annatto

1 cucchiaino di cumino

1/4 di pepe di Caienna

1 pizzico di noce moscata macinata

Sale e pepe a piacere

Scaldare l'olio in una pentola a fuoco medio

Soffriggere la cipolla, l'aglio, i semi di annatto e il cumino finché la cipolla diventa tenera.

Aggiungere le lenticchie, la zucca e il coriandolo nella pentola.

Aggiungere l'acqua, il latte di mandorle e il succo di lime

 Condire con pepe di Cayenna, noce moscata, sale e pepe.

Far bollire e abbassare la fiamma al minimo

Cuocere fino a quando le lenticchie e la zucca sono tenere. Per circa 30 min.

Zuppa di zucca tailandese alle noci

ingredienti

1 cucchiaio di olio di semi di sesamo

1 cipolla rossa piccola, tritata

1 cucchiaio di radice di zenzero fresco tritata

3 spicchi d'aglio, tritati

1 tazza di lenticchie rosse secche

1 tazza di zucca butternut - sbucciata, senza semi e a cubetti

1/3 tazza di coriandolo fresco tritato finemente

 2 tazze d'acqua

1/2 (14 once) lattina di latte di cocco

1 cucchiaino di curry rosso in polvere

1 cucchiaino. Peperoncini di uccelli tailandesi

1 pizzico di noce moscata macinata

Sale e pepe a piacere

Scaldare l'olio in una pentola a fuoco medio

Soffriggere la cipolla, lo zenzero e l'aglio finché la cipolla diventa tenera.

Aggiungere le lenticchie, la zucca e il coriandolo nella pentola.

Aggiungere l'acqua e il latte di cocco.

 Condire con polvere di curry, peperoncini tailandesi, noce moscata, sale e pepe.

Far bollire e abbassare la fiamma al minimo

Cuocere fino a quando le lenticchie e la zucca sono tenere. Per circa 30 min.

Zuppa Italiana di Zucca e Lenticchie

ingredienti

1 cucchiaio di olio d'oliva

1 cipolla rossa piccola, tritata

3 spicchi d'aglio, tritati

1 pizzico di semi di fieno greco

1 tazza di lenticchie rosse secche

1 tazza di zucca butternut - sbucciata, senza semi e a cubetti

1 tazza d'acqua

1 tazza di brodo vegetale

2 cucchiai di concentrato di pomodoro

1 cucchiaino di condimento italiano

1/4 di cucchiaino. peperoncino di Cayenna

Sale e pepe a piacere

Scaldare l'olio in una pentola a fuoco medio

Soffriggere la cipolla, l'aglio e il fieno greco finché la cipolla non diventa tenera.

Aggiungere le lenticchie e la zucca nella pentola.

Aggiungere l'acqua, il brodo vegetale e il concentrato di pomodoro.

Condire con condimento italiano, pepe di Cayenna, sale e pepe.

Far bollire e abbassare la fiamma al minimo

Cuocere fino a quando le lenticchie e la zucca sono tenere. Per circa 30 min.

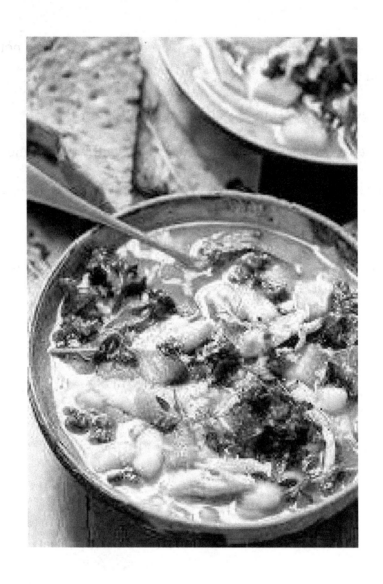

Zuppa Di Carote Semplice

2 cucchiai di olio extra vergine di oliva

1 cipolla rossa piccola, tritata

1 carota piccola, pelata e affettata sottilmente

1 costa di sedano, affettata sottilmente

1/2 cucchiaino di dragoncello essiccato

2 tazze di brodo vegetale

1/4 di tazza di aceto di vino

Scaldare l'olio a fuoco medio-alto.

Soffriggere le cipolle rosse finché sono tenere per circa 5 minuti.

Aggiungere lentamente le carote, il sedano e il dragoncello

Cuocere per altri 5 minuti, o finché le carote non diventano tenere.

Aggiungere brodo vegetale e aceto

Bollire e cuocere a fuoco lento.

Cuocere per 15 minuti in più.

Zuppa cinese di pastinaca

2 cucchiai di olio di semi di sesamo

1 cipolla rossa piccola, tritata

1 pastinaca piccola, pelata e affettata sottilmente

1 costa di sedano, affettata sottilmente

1/2 cucchiaino di polvere di cinque spezie cinesi

2 tazze di brodo vegetale

1/4 di bicchiere di vino di riso

Scaldare l'olio a fuoco medio-alto.

Soffriggere le cipolle rosse finché sono tenere per circa 5 minuti.

Aggiungere lentamente pastinaca, sedano e cinque spezie in polvere

Cuocere per altri 5 minuti, o fino a quando le pastinache diventano tenere.

Aggiungere brodo vegetale e vino di riso

Bollire e cuocere a fuoco lento.

Cuocere per 15 minuti in più.

Zuppa Thailandese di Carote e Cipolle Rosse

2 cucchiai di olio di semi di sesamo

1 cipolla rossa piccola, tritata

1 carota piccola, pelata e affettata sottilmente

1/2 cucchiaino di pasta di peperoncino tailandese

2 tazze di brodo vegetale

1/4 di tazza di aceto di vino

1 rametto di coriandolo

Scaldare l'olio a fuoco medio-alto.

Soffriggere le cipolle rosse finché sono tenere per circa 5 minuti.

Aggiungere lentamente le carote e la pasta di peperoncino

Cuocere per altri 5 minuti, o finché le carote non diventano tenere.

Aggiungere brodo vegetale e aceto

Bollire e cuocere a fuoco lento.

Cuocere per 15 minuti in più.

Guarnire con coriandolo

Zuppa di carote piccante e piccante

2 cucchiai di olio extra vergine di oliva

1 cipolla rossa piccola, tritata

1 carota piccola, pelata e affettata sottilmente

1 costa di sedano, affettata sottilmente

1/2 cucchiaino di cumino

½ cucchiaino di pepe di Caienna

1 cucchiaino. semi di annatto

1 cucchiaio. succo di lime

2 tazze di brodo vegetale

Scaldare l'olio a fuoco medio-alto.

Soffriggere le cipolle rosse finché sono tenere per circa 5 minuti.

Aggiungere lentamente le carote, il sedano, il cumino, il pepe di Caienna, i semi di annatto e il succo di lime

Cuocere per altri 5 minuti, o finché le carote non diventano tenere.

Aggiungere brodo vegetale e aceto

Bollire e cuocere a fuoco lento.

Cuocere per 15 minuti in più.

Zuppa Ungherese Di Cipolle Rosse E Carote

2 cucchiai di olio extra vergine di oliva

1 cipolla rossa piccola, tritata

1 carota piccola, pelata e affettata sottilmente

1 costa di sedano, affettata sottilmente

5 spicchi d'aglio tritati finemente

1/2 cucchiaino di paprika ungherese

2 tazze di brodo vegetale

1/4 di tazza di aceto di vino

Scaldare l'olio a fuoco medio-alto.

Soffriggere le cipolle rosse finché sono tenere per circa 5 minuti.

Aggiungere lentamente le carote, il sedano, gli spicchi d'aglio e la paprika ungherese

Cuocere per altri 5 minuti, o finché le carote non diventano tenere.

Aggiungere brodo vegetale e aceto

Bollire e cuocere a fuoco lento.

Cuocere per 15 minuti in più.

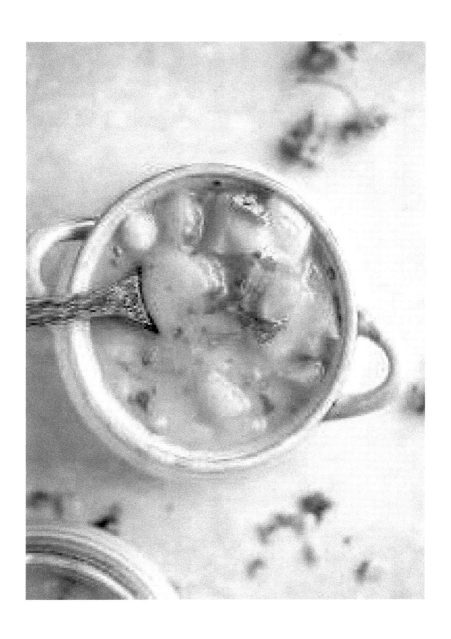

CPSIA information can be obtained
at www.ICGtesting.com
Printed in the USA
LVHW081912190621
690650LV00005B/443